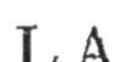

LA

# CURE ARSENICALE

PAR

LE D$^{r}$ A. WAHU

Médecin principal des hôpitaux militaires de Paris, d'Algérie et de Nice, retraité;
Membre de la Légion d'honneur; Auteur du *Conseiller médical de l'étranger à Nice;*
Membre de plusieurs Académies et Sociétés savantes,
nationales et étrangères.

La meilleure médication est celle
qui aide les forces vitales.

PARIS
A LA LIBRAIRIE DU *MAGASIN PITTORESQUE*
QUAI DES GRANDS-AUGUSTINS, 29.

1865

# LA CURE ARSENICALE

## OUVRAGES DU MÊME AUTEUR

Aphorismes d'Hippocrate, traduction faite sur les documents de la Bibliothèque nationale; texte latin en regard; édition de luxe, in-32. Paris, 1843. 3 fr.

Mémorial thérapeutique et pharmaceutique, etc.; in-18. Paris, 1846. 3 fr. 50.

Remarques sur le choléra épidémique qui a sévi à Paris en 1849. Brochure in-8. 50 c.

Maximes d'hygiène populaire. 1 vol. in-12. Paris, 1851. 1 f.

Annuaires de médecine et de chirurgie pratiques (années 1846 à 1865. Grands in-32 de plus de 300 pages. 1 fr. 25

Deux positions trop inégales. Un mot en faveur des médecins coloniaux d'Algérie. Brochure in-8; 1859. 50 c.

Conseiller médical de l'étranger a Nice. Un joli vol. grand in-12; édit. de luxe. Paris, 1861. 2 fr. 50

Manuel du planteur de tabac. Traduction raisonnée de deux brochures espagnoles sur la culture du tabac à la Havane. Brochure in-12; 1864. 50 c.

*Pour paraître incessamment :*

Hygiène des colons et des ouvriers d'Algérie.

Paris. — Typographie de J. Best, rue St-Maur-St-Germain, 15.

LA

# CURE ARSENICALE

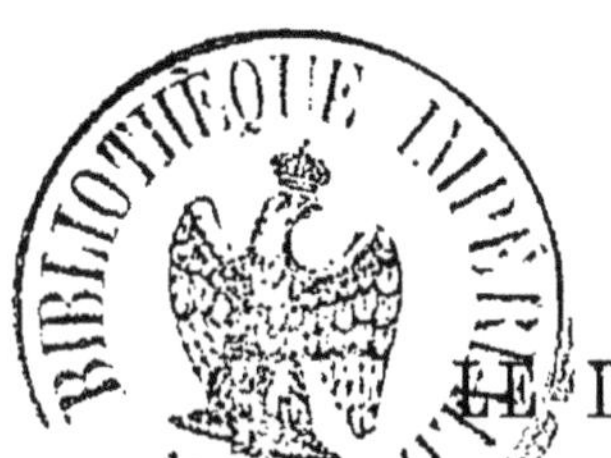


PAR


LE Dr A. WAHU

Médecin principal des hôpitaux militaires de Paris, d'Algérie et de Nice, retraité ;
Membre de la Légion d'honneur ; Auteur du *Conseiller médical de l'étranger à Nice ;*
Membre de plusieurs Académies et Sociétés savantes,
nationales et étrangères.


La meilleure médication est celle
qui aide les forces vitales.


PARIS
A LA LIBRAIRIE DU *MAGASIN PITTORESQUE*
QUAI DES GRANDS-AUGUSTINS, 29.

1865

## TABLE DES MATIÈRES.

# LA CURE ARSENICALE

Emploi thérapeutique de l'arsenic pour combattre : — le **lymphatisme**; — **l'anémie**; — la **chlorose**; — la **scrofule**; — **l'appauvrissement du sang résultant de maladies graves**, telles que : *fièvre typhoïde, pneumonie, pleurésie;* — la **prédisposition à la phthisie**; — la **cachexie suite de fièvres intermittentes**; — **certaines affections chroniques de l'estomac**; — la **prédisposition à certaines apoplexies**; — la **débilité suite de l'appauvrissement du sang chez les personnes âgées.**

*Extrait* d'un MÉMOIRE présenté à l'ACADÉMIE DE MÉDECINE DE PARIS sur *l'emploi et l'action de l'arsenic en médecine.*

> L'arsenic, en tant que médicament, est une arme à deux tranchants.
>
> La meilleure médication est celle qui aide les forces vitales.

## I

Une longue et cruelle maladie m'avait mis, il y a quelques années, en Algérie, à deux doigts du tombeau; j'ai dû mon salut à l'arsenic. Depuis lors, j'ai fait, de temps à autre, usage de ce médicament, et aujourd'hui, malgré une carrière de quarante années de service dans les hôpitaux militaires et toutes les fatigues qui en sont la conséquence, je porte mes soixante-deux ans aussi facilement que je portais mes trente ans.

On comprend donc que ce médicament, dont je m'étais déjà servi souvent et avec avantage dans ma pratique médicale, longtemps avant la maladie dont je parle, soit devenu depuis lors pour moi un sujet d'études spéciales et incessantes, et qu'à un moment donné j'aie cru devoir attirer l'attention publique sur la *cure arsenicale;* d'autant plus que toutes les applications que j'ai faites de l'arsenic depuis que je réside à Nice, m'ont apporté une preuve incessante que sous ce climat, ainsi qu'en Algérie, ce médicament agit tout aussi bien et mieux peut-être, dans certaines circonstances données, que sous les climats moins tempérés.

Écrivant pour des personnes étrangères à la médecine et non pour des médecins, j'ai fait en sorte d'éviter autant que possible l'emploi des termes scientifiques qui auraient empêché mes lecteurs de me comprendre, sans rien ajouter au sujet que je traite.

## II

La médication par l'arsenic avait été admise de temps immémorial, par des médecins hors ligne, comme très-efficace contre les fièvres d'accès, et les recherches bibliographiques permettent de suivre, pour ainsi dire, siècle par siècle les phases parcourues par cette médication.

Depuis un certain nombre d'années, quelques médecins, reprenant les travaux faits à ce sujet, ont voulu chercher à renouer les modernes applications de l'arsenic à celles faites par leurs prédécesseurs des diverses époques antérieures, et, de nouveau, ils ont employé l'arsenic pour combattre les maladies intermittentes provenant d'empoisonnement occasionné par les miasmes des marais. En général, ces médecins n'ont vu dans la guérison des fébricitants par l'arsenic qu'une simple action *fébrifuge* ou *antipériodique* analogue à celle exercée par les préparations de quinine, — une véritable spécificité, — par conséquent leur attention n'a pu être attirée sur les phénomènes consécutifs à l'administration de l'arsenic et sur l'action *dynamique* exercée par ce médicament sur l'organisme humain. Aussi, malgré les nombreux succès obtenus par le petit nombre de médecins qui ont osé se servir de l'arsenic, l'usage de cet agent thérapeutique ne s'est point généralisé autant qu'il aurait pu l'être, parce que beaucoup de praticiens auraient craint d'effrayer leurs malades en leur proposant le traitement arsenical. Et cependant, chaque jour on emploie, médicalement, des substances au moins aussi énergiques que l'arsenic, et personne ne s'en émeut.

Je vais résumer en quelques lignes la filiation, — si je puis ainsi dire, — du traitement arsenical; et ensuite, j'espère prouver à mes lecteurs que, bien que l'arsenic, en tant que médicament, soit une arme à deux tranchants, toutefois ce médicament peut donner d'admirables résultats lorsqu'il est bien manié.

# III

L'arsenic a été employé en médecine il y a bien longtemps déjà, puisque Dioscorides, célèbre médecin grec, qui vivait dans le premier siècle de l'ère chrétienne, recommandait, dans ses ouvrages, l'arsenic comme un très-utile médicament. Pline et Celse, qui vivaient en même temps que Dioscorides, ainsi que Galien, qui vivait dans le second siècle de l'ère chrétienne, — trois savants naturalistes et médecins, dont le nom seul est une garantie, — ont aussi préconisé l'arsenic à titre de médicament.

Le savant Geoffroy et le célèbre Homberg nous apprennent dans leurs traités spéciaux que, dès la plus haute antiquité, les Hindous et les Chinois se servaient de l'arsenic comme d'un médicament.

Il en a été de même des médecins juifs et arabes, qui, par des travaux extrêmement remarquables et trop peu connus, conservèrent pendant tout le moyen âge le feu sacré des sciences médicales, et qui, eux aussi, avaient reconnu à l'arsenic des propriétés curatives qui les engagèrent à inscrire ce médicament au nombre des substances admises dans leurs codes thérapeutiques.

A la fin du seizième siècle, Langius, médecin prussien, avait conseillé l'arsenic comme fébrifuge, et Jean de Gorris, à la même époque, le recommanda aussi.

Bien que le célèbre Stahl, médecin bavarois du commencement du dix-huitième siècle, et d'autres médecins de la même époque, eussent lancé l'anathème contre l'arsenic, ils ne purent cependant empêcher que ce médicament n'acquît une grande vogue, tant en Italie qu'en France, vers la même époque; et, en 1700, Slevogt, professeur à l'Université d'Iéna, fit sur les propriétés fébrifuges de l'arsenic un travail qui bientôt fut suivi d'un remarquable ouvrage publié par Melchior Fricke, médecin à Ulm, ouvrage dans lequel la spécificité de ce médicament contre les fièvres d'accès fut parfaitement établie.

Plus tard, et dans le courant du dix-huitième siècle, plusieurs médecins de renom, et, entre autres, Keil, Gmelin, Donald Monro, et enfin les docteurs Plencitz, père et fils, célèbres médecins de Vienne, préconisèrent, à la suite de faits nombreux, l'arsenic comme moyen très-efficace à opposer aux fièvres d'accès. Malheureusement à cette époque la puissante influence de Stœrck, médecin de la cour et médecin en chef des armées autrichiennes, vint empêcher la réputation de l'arsenic de se répandre.

Cependant Fowler, célèbre praticien anglais, reprit, vers la fin du siècle dernier, les essais sur l'arsenic, et son exemple fut suivi par plusieurs célébrités médicales anglaises, et entre autres par Robert Willan et Richard Pearson. Ce dernier parvint, à l'aide de l'arsenic, à guérir le duc d'York d'une fièvre intermittente contractée en Hollande, et dont le quinquina n'avait pu triompher.

En 1811, Harless publia à Leipsick une fort consciencieuse monographie de l'arsenic, et bientôt en France, Fodéré l'introduisit dans la thérapeutique.

Vers la même époque, Broussais vint opérer dans la médecine une réforme qui, fort heureusement, ne fut pas de longue durée, mais qui cependant détourna, pendant un certain temps, des travaux thérapeutiques hyppocratiques, et qui mit à l'index non-seulement l'arsenic, mais beaucoup d'autres précieux agents médicamenteux.

C'est à M. Boudin, médecin militaire français distingué, que l'on doit la réapparition dans notre pharmacopée, de l'arsenic et de ses sels. Ce praticien n'a laissé échapper aucune des occasions qui se sont offertes à lui, depuis 1841, d'expérimenter l'arsenic à titre d'antipériodique dans les cas de fièvres intermittentes, et, en Morée de même qu'en Algérie, à Marseille aussi bien qu'à Paris, il a pu établir de nouveau la véritable spécificité de ce médicament, sans toutefois rechercher quelle était la cause première de cette action spéciale.

Si l'on a lu attentivement tout ce qui précède, on a pu s'assurer que l'arsenic n'a été employé jusqu'à ces dernières années que contre les fièvres d'accès; et que de tous les médecins cités, un seul, — Dioscorides, — l'a recommandé *contre les maladies dans lesquelles il y a du pus dans la poitrine.* Dans ces derniers temps, il est vrai, on a étudié l'arsenic au point de vue thérapeutique et physiologique; mais ces études se sont encore rapportées, presque exclusivement, aux cas d'application de ce médicament, en tant que spécifique, aux fièvres des marais et aux maladies de la peau.

## IV

Les circonstances toutes particulières dans lesquelles je me suis trouvé, m'ont fait suivre un autre ordre d'idées, et depuis dix ans, tant en Algérie qu'à Nice, mes recherches ont été dirigées au point de vue de l'emploi de l'arsenic à titre de *reconstituant du sang*. Des expérimentations faites sur moi-même à l'état de maladie et à l'état de santé; des applications nombreuses et variées faites sur des malades, en suivant, il est vrai, une marche différente de celle suivie dans ces derniers temps par la plupart des expérimentateurs, m'ont fait connaître tout ce qu'a de spécial ce médicament, en sa qualité de *reconstituant;* et il est devenu évident pour moi : *que l'arsenic est un des plus puissants modificateurs de l'organisme humain*, et qu'il exerce sur lui, à n'en pouvoir douter, *une action dynamique vitale.* Aussi ai-je pu formuler ainsi qu'il suit une des conclusions de mon *Mémoire à l'Académie de médecine :*

« Si l'arsenic peut être utilement employé à titre

» d'antipériodique et d'antiherpétique, sa principale » et sa plus remarquable propriété est d'être le » meilleur des *reconstituants,* propriété qui se ma- » nifeste principalement : 1° par le développement » de l'appétit et par une régularisation générale des » fonctions digestives, la constipation habituelle » disparaissant et étant remplacée par une grande » régularité des fonctions du ventre ; 2° par un » fonctionnement plus complet des organes respi- » ratoires, fonctionnement qui produit une plus » complète hématose ; 3° par un état de vigueur » musculaire remarquable et par une aptitude toute » spéciale à la locomotion ; 4° enfin par un état de » santé tellement complet qu'il réagit d'une ma- » nière heureuse sur le moral des individus. »

Il existe très-probablement dans la nature des substances soit minérales, soit végétales, qui exercent sur l'organisme humain des actions *dynamiques* spéciales. Ces substances, auxquelles le nom de *dynamides* conviendrait mieux que celui de *médicament,* agissent sans doute en influençant tel ou tel élément, tel ou tel tissu organique. Il y aurait donc lieu peut-être de réserver le nom de *médicament* pour les substances pharmaceutiques qui apportent momentanément dans l'organisme une courte commotion de nature à réveiller les fonctions, et de donner le nom de *dynamides* aux substances minérales ou végétales qui, agissant à petites doses, mais d'une manière lente et continue, apportent dans l'organisme humain de profondes modifications vitales. L'arsenic peut être rangé parmi les *dynamides organiques*.

C'est en me basant sur toutes les données précédentes que je me suis proposé pour but : *l'emploi de l'arsenic dans une certaine catégorie de maladies qui toutes semblent avoir la même origine, le même point de départ : l'appauvrissement du sang, c'est-à-dire une viciation de ce liquide vital dans ses principes constitutifs.*

Je me suis dès lors mis en garde contre cette propension presque naturelle que l'on éprouve, à étendre à des maladies de nature et d'origines diverses, les applications d'un médicament qui, dans certaines affections, a donné d'heureux résultats ; car je sais depuis longtemps que l'écueil le plus redoutable en thérapeutique, c'est : l'extension d'application d'un médicament énergique à la cure d'affections qui ne sont pas de la même famille, c'est-à-dire qui n'ont pas la même origine.

A partir du jour où j'ai adressé à l'Académie de

médecine de Paris mon *Mémoire sur l'emploi et l'action de l'arsenic en médecine,* j'ai renoncé à traiter d'autres malades que ceux qui, atteints de maladies provenant d'une altération du sang, pourraient retirer de la cure arsenicale soit une guérison complète, soit tout au moins une notable amélioration. J'ai pensé que, pour acquérir la plus grande habitude possible d'un médicament aussi énergique et aussi spécial que l'arsenic, ce n'était pas assez de l'expérience acquise pendant les dix précédentes années, mais qu'il fallait encore me livrer exclusivement à cette médication et n'en être distrait par aucune autre préoccupation médicale.

La cure arsenicale ne présente rien de pénible ou de désagréable. Bien qu'elle demande un certain régime alimentaire, rien, dans ce régime, n'implique ni gêne, ni privation pour le malade. Le médicament n'a ni saveur ni odeur, et, par conséquent, il ne provoque aucun dégoût. Il n'en est pas non plus de l'arsenic comme de bien des médicaments qui ne procurent la guérison qu'en imprimant à l'organisme une vigoureuse secousse. L'arsenic, pris à des doses convenables, passe inaperçu; il n'atteste sa présence que par ses bons effets, et quand une première cure n'amène pas une complète guérison, ce qui arrive quand il s'agit de constitutions délabrées, elle détermine à coup sûr une amélioration qui réagit sur le moral, et qui, laissant comprendre au malade qu'il est en bonne voie, l'excite à persévérer.

Les doses doivent naturellement varier, puisqu'il faut qu'elles concordent avec l'âge, le sexe, l'état maladif, la susceptibilité du malade, et qu'il faut aussi tenir compte de la saison et du climat.

Je me propose, au surplus, de publier, dès que j'aurai réuni tous les documents nécessaires, un traité complet de la médication arsenicale.

Les états de l'organisme dépendant d'une modification dans la constitution du sang, auxquels j'ai appliqué la cure arsenicale, sont :

Le lymphatisme,

L'anémie,

La chlorose,

La scrofule,

L'appauvrissement du sang donnant lieu à de longues convalescences à la suite de maladies graves, telles que fièvre typhoïde, pneumonie, pleurésie, etc.;

La prédisposition à la phthisie,

La cachexie suite de fièvres intermittentes;

Les maladies chroniques de l'estomac,

La prédisposition à certaines apoplexies,

La débilité provenant de l'appauvrissement du sang chez les personnes âgées.

Bien que j'aie obtenu des succès parfaitement constatés dans plusieurs cas de phthisie au premier degré, toutefois je ne crois pas devoir accorder à l'arsenic la possibilité de remédier à cette cruelle maladie dès qu'elle est confirmée. J'ai eu des réussites; le cas échéant, j'essayerai encore de lutter avec le tubercule, mais sans me faire aucune illusion et surtout sans chercher à en produire chez les autres.

## V

### Arsenic contre le lymphatisme.

On considère, en général, le lymphatisme comme étant l'équivalent de la scrofule, et quand on dit d'un enfant ou d'un adolescent qu'il est *lymphatique,* cela revient à dire qu'il est *scrofuleux.*

Et cependant il y a là une erreur : le lymphatisme est un état particulier de l'organisme qui constitue un *tempérament;* et, de même qu'il y a le *tempérament sanguin* et le *tempérament nerveux,* il y a aussi le *tempérament lymphatique.*

Il est vrai que les individus qui ont en partage une prédominance de tel ou tel tempérament ont beaucoup plus de chances d'être atteints des maladies particulières à ce tempérament, tandis que les personnes dont la constitution semble être un moyen terme entre les trois tempéraments que je viens de citer, jouissent d'une sorte d'équilibre physiologique qui est une garantie de santé et de longue existence.

Malheureusement pour l'espèce humaine, cette fusion entre les trois tempéraments principaux est une bien rare exception, et il ne faut jamais se flatter de pouvoir parvenir à modifier assez la constitution d'un enfant pour arriver à un parfait équilibre; mais quand on est dans des conditions favorables, on doit s'efforcer d'amoindrir la prédominance marquée d'un tempérament et surtout du tempérament lymphatique; et l'on doit chercher à développer, dans de justes limites, le système sanguin; car la fusion entre les trois tempéraments principaux étant chose si difficile à obtenir, le tempérament lymphatico-sanguin est encore, comme tempérament *mixte,* celui qui est préférable et qui assure le plus de chances de santé.

Mais il serait dangereux, quand on a affaire à un enfant à tempérament lymphatique parfaitement tranché, de s'efforcer d'annihiler, pour ainsi dire, ce tempérament et de développer d'une manière trop complète le tempérament sanguin; car, dans ce cas, on expose l'individu chez lequel cette transformation se serait opérée, à toutes les maladies inflammatoires, si redoutables pendant l'enfance et surtout pendant l'adolescence.

Le tempérament lymphatique n'est donc nullement un état maladif, et l'on peut, avec ce tempérament, se bien porter et vivre longtemps. Il est vrai que ceci est une exception, et que le tempérament lymphatique, est celui qui prédispose le plus et à la scrofule et à la phthisie. Il est fort rare, en effet, qu'un individu chez lequel prédomine le système lymphatique, passe sa jeunesse dans des conditions telles qu'il ne soit pas influencé par les agents extérieurs et qu'il ne soit pas soumis à des causes qui n'influeraient défavorablement ni sur l'enfant à tempérament nerveux, ni sur celui à tempérament sanguin, mais qui chez le lymphatique produisent à la longue soit la scrofule, soit le développement des tubercules pulmonaires.

Le tempérament lymphatique est aussi celui qui donne un plus facile accès aux influences de l'hérédité morbide.

L'on doit donc, lorsque chez un enfant le système lymphatique prédomine, s'efforcer de modifier son tempérament en cherchant avec persévérance à détruire cette prédominance et à donner au système sanguin une plus grande activité, de manière à arriver à obtenir, lors de la puberté, un tempérament mixte (lymphatico-sanguin) qui réagisse avec plus d'efficacité que ne pourrait le faire le tempérament lymphatique pur, contre les nombreuses causes de maladies dont l'être humain est environné, surtout pendant sa jeunesse.

La médication arsenicale est évidemment celle qui peut le mieux atteindre le but qu'on se propose en pareil cas; elle favorise la sanguification, et, lorsqu'elle est convenablement appliquée, on parvient à modifier le tempérament lymphatique et à développer dans des limites en quelque sorte déterminées, l'activité sanguine; et par suite, l'on imprime à tout l'organisme une stimulation aussi salutaire qu'énergique.

## VI

### Arsenic contre l'anémie.

Ce qu'il faut bien se garder de confondre avec le tempérament lymphatique proprement dit : c'est l'*anémie,* c'est-à-dire cet état d'appauvrissement du sang qui est occasionné, soit par certaines maladies aiguës ou chroniques, soit par une mauvaise alimentation, soit surtout par l'habitation dans un lieu malsain.

L'anémie peut exister chez l'être humain à tout âge et à des degrés divers; mais, chez les enfants, l'anémie est une des prédispositions pathologiques les plus dangereuses, parce que l'enfant qui en est atteint, perd chaque jour un peu de cette force vitale dont il a tant besoin pour résister aux causes si nombreuses de maladies qui l'entourent tant qu'il n'a pas atteint son complet développement physique. Beaucoup d'enfants sont anémiques à des degrés divers, même ceux qui, en apparence, semblent jouir d'une bonne santé. M. le docteur Nonat, médecin des hôpitaux de Paris, a adressé à ce sujet, en 1859, à l'Académie de médecine de Paris, une note fort intéressante.

« Je me livre depuis longtemps, dit M. le docteur Nonat, à de persévérantes recherches sur l'anémie des enfants; sujet mal exploré jusqu'à présent. Mes premières observations remontent à sept ans environ; elles ont été faites sur mon propre fils, âgé de neuf ans. Tout me faisait soupçonner chez lui un certain degré d'appauvrissement du sang, et je ne tardai pas à en acquérir la certitude en constatant par l'auscultation des gros vaisseaux du cou, l'existence d'un bruit de souffle continu, avec tous les caractères qu'il offre chez les anémiques.

» A la même époque, je rencontrai les mêmes phénomènes stéthoscopiques chez une de mes nièces, belle enfant de quatre ans, robuste, au teint frais et coloré, et n'ayant nulle apparence d'anémie.

» Depuis lors, je n'ai négligé aucune occasion d'étudier l'anémie chez les enfants de tout âge, depuis un jusqu'à douze ans, chez des sujets appartenant à diverses conditions sociales, non-seulement à Paris, mais aussi à la campagne. Chez tous, j'ai trouvé un souffle carotidien nettement prononcé, et dans bien des circonstances j'ai fait constater le phénomène soit par mes confrères, soit par des élèves. »

M. le docteur Nonat termine sa note en disant : « Après de longues recherches, je suis arrivé à cette conclusion définitive : *que l'anémie, loin d'être un fait rare et exceptionnel chez les enfants, est, au contraire, la règle; car on la rencontre au moins huit fois sur dix depuis l'âge d'un an jusqu'à l'époque de la puberté.* »

C'est cet état anémique, dont parle M. le docteur Nonat, qu'il faut bien se garder de confondre avec le tempérament lymphatique. En effet, un enfant né avec une prédominance sanguine peut, s'il est placé dans certaines conditions mauvaises de développement, devenir anémique; son sang peut, à la longue, perdre de ses qualités vitales par la modification qui s'opère dans les proportions relatives de ses principes constituants, et il s'ensuit parfois une prédominance quelconque du système lymphatique ou du système nerveux, prédominance toujours fâcheuse, en ce qu'elle détermine plus tard chez l'enfant les maladies qui sont la conséquence de l'exagération des tempéraments lymphatique ou nerveux.

L'enfant du pauvre n'est pas le seul qui puisse se

trouver dans de mauvaises conditions de développement. L'enfant du riche n'en est pas exempt, tant s'en faut, et nous voyons chaque jour les raffinements du luxe, conséquence d'une civilisation avancée, mais mal comprise, produire la détérioration de l'être humain dans les hautes positions sociales, tout aussi bien que l'absence du bien-être la détermine dans les degrés inférieurs de la hiérarchie sociale.

Je ne m'étendrai pas ici sur cette cause de production de l'anémie chez les enfants des riches et sur les fâcheuses conséquences qui en sont la suite; j'ai traité cette question d'une manière détaillée dans les *Conseils aux mères,* qui forment un des chapitres de mon *Conseiller médical de l'étranger à Nice* (1). Si ces conseils étaient suivis, l'on ne verrait pas tant de familles, largement dotées par la fortune, en proie à de poignantes douleurs par suite des maladies longues et cruelles qui atteignent quelques-uns de leurs membres, et qui finissent par les conduire au tombeau. Je l'ai dit depuis longtemps, et je ne cesserai de le répéter chaque fois que j'en trouverai l'occasion : *la médecine* PRÉVEN-

(1) Un vol. in-12, chez tous les libraires.

TIVE *est la plus haute expression de l'art de guérir.* Prévenir les maladies, c'est-à-dire surveiller le développement de l'être humain, en s'efforçant de maintenir l'équilibre entre les divers systèmes qui sont la base de l'organisme humain, là est la véritable médecine; et un médecin agissant à titre de *directeur hygiénique* pourra toujours rendre des services, moins compris sans doute par les personnes étrangères aux sciences médicales, mais à coup sûr plus efficaces et plus réels, que ne peut en rendre le meilleur médecin appelé près du lit d'un enfant en proie à une maladie aiguë ou chronique.

On dit souvent qu'une nourriture très-substantielle est le remède souverain à opposer à l'anémie. Quand on a été à même d'observer beaucoup d'anémiques, on a pu s'assurer que l'appauvrissement du sang n'est pas toujours occasionné uniquement par une alimentation insuffisante en *quantité* ou en *qualité*. Ce qui le prouve, c'est qu'on voit tout autant d'enfants de familles riches devenir anémiques que d'enfants de pauvres. Peut-être même l'alimentation, excepté dans certaines circonstances où elle est tout à fait mauvaise, ne doit-elle compter que pour une plus petite part qu'on ne le pense généralement dans la production de l'anémie. En effet, l'on voit

2.

dans les classes inférieures qui habitent les campagnes, des gens dont la nourriture est fort grossière et fort peu substantielle, conserver cependant une bonne santé et se livrer à des travaux fatigants. Chez ces individus, l'air pur qu'ils respirent entretient la pureté du sang et lui laisse, par conséquent, toutes ses facultés assimilatrices.

Dans les villes, les enfants des pauvres sont mal nourris; leur nourriture est insuffisante, de mauvaise qualité, mal préparée. Beaucoup deviennent anémiques. Mais si l'on recherche quelles sont leurs autres conditions d'existence, on trouve que leurs habitations sont malsaines et qu'en définitive l'air qu'on y respire est un véritable poison. Pendant le jour, les habitants de ces maisons, agglomérées dans des quartiers mal aérés, respirent l'air plus ou moins vicié des rues. Pendant la nuit, ils respirent un air bien plus vicié encore : celui des chambres dans lesquelles ils couchent.

On me dira peut-être, qu'en général, les enfants appartenant aux classes aisées ou riches vivent dans une atmosphère plus pure que celle dont je viens de parler. Il est vrai que l'atmosphère dans laquelle sont plongés ces enfants n'est pas fétide comme celle des quartiers populeux; mais est-elle beaucoup plus saine, surtout pendant la nuit? Les enfants n'y respirent-ils pas chaque nuit un air confiné et trop rarement purifié par le renouvellement? Et croit-on qu'il faille, en définitive, de bien grandes quantités de *fluides impondérables mauvais,* pour vicier le sang et pour exercer une action destructive des *globules rouges?*

Mais, pour en revenir à la question de l'alimentation, peut-on admettre que des aliments mis en vente, tels que du pain, de la viande, des pâtes, des légumes secs, etc., qui, ainsi que cela arrive dans bien des quartiers populeux des villes, sont plongés dans le méphitisme de rues fétides pendant des journées entières, ne s'imprègnent pas de beaucoup de miasmes qui deviennent toxiques pour l'homme qui consomme ces aliments? Or, la plupart du temps, les riches consomment ces aliments tout aussi bien que les pauvres, et c'est pour cela qu'eux et leurs enfants sont tout autant intoxiqués que les pauvres.

Et ce sont ces considérations qui font que les médecins hygiénistes recommandent si souvent d'installer dans les villes : des marchés, des boucheries et des poissonneries bien aérés et tenus le plus proprement possible ; et qu'ils conseillent de laver tous les jours les étaux, ainsi que le sol des poissonneries et des boucheries, avec de l'eau chlorurée, afin d'empêcher les particules animales de répandre des effluves malsains en se putréfiant.

Malheureusement on ne tient pas toujours compte de ces conseils désintéressés. On ne se donne pas la peine de penser que, par suite du ridicule agencement des sociétés humaines, le médecin est placé dans une position telle : qu'au lieu d'avoir intérêt à ce qu'il y ait le moins de malades possible, il est au contraire intéressé à ce qu'il y en ait beaucoup, et que, par conséquent, il serait pleinement dans son droit s'il se réjouissait de voir un grand nombre de gens tomber malades. S'il ne le fait pas, c'est que fort heureusement il se souvient que son titre de médecin a une intime corrélation avec son titre d'homme, qui lui dit qu'il doit par sa science contribuer au bien-être des autres hommes, qui, devant Dieu, sont ses frères. Donc, toutes les fois qu'un médecin donne un conseil ayant pour but l'assainissement d'un centre de population, il a d'autant plus de droits à être écouté, qu'il fait acte évident, palpable, de désintéressement, puisqu'il diminue ses bénéfices en cherchant à diminuer le nombre des malades.

L'anémie doit, à mon avis, dans beaucoup de circonstances, être attribuée à une action miasmatique déprimante sur le sang; ce liquide perdant peu à peu l'équilibre de proportions de ses principes constitutifs en perdant ses qualités *dynamiques vitales*. Il s'ensuit que les organes chargés de l'absorption et de l'élaboration des principes nutritifs contenus dans les aliments, — organes qui doivent, comme le reste du corps, recevoir un *stimulus*, conséquence de l'action du sang sur eux, — ne ressentent pas ce *stimulus* à un assez haut degré. L'alimentation, quelque abondante et quelque succulente qu'elle soit, ne peut alors en aucune manière profiter à la nutrition du corps.

Remettre en état les organes chargés de l'absorption des principes nutritifs contenus dans les aliments, en abreuvant ces organes d'un sang normal, tel est le problème à résoudre. C'est donc, ce me semble, sur le sang, et d'une manière *dynamique*, qu'il faut agir. Le traitement arsenical a pour effet de rétablir l'équilibre vital dans les principes constitutifs du sang et de mettre, par conséquent, l'individu dans les meilleures conditions possibles de vitalité. Si je m'en rapporte à ma longue pratique à cet égard, il exerce à un haut degré sur le sang cette action *dynamique* qui varie d'intensité et, par suite, de mode, suivant que les doses employées sont plus ou moins fortes; car au-dessus de certaines doses, et par conséquent au delà de certaines limites, l'arsenic produit un effet diamétralement opposé, puisqu'il détermine un amoindrissement de l'action vitale. C'est ce qui m'a fait dire que l'arsenic était, en tant que médicament, une arme à deux tranchants.

## VII

### Arsenic contre la chlorose.

La chlorose n'est, à bien dire, qu'une des formes de l'anémie, et pendant longtemps on n'a considéré comme *anémiques*, c'est-à-dire comme ayant le sang appauvri, que les individus qui, réunissant d'ailleurs les principaux symptômes de l'anémie, étaient décolorés. Chez les femmes, cet état portait alors le nom de *pâles couleurs*, et, plus tard, on l'a dénommé *chlorose*, d'un mot grec qui signifie *vert*.

Depuis une trentaine d'années, des observateurs plus attentifs ont pu remarquer que cet état, que l'on croyait spécial aux femmes, atteignait aussi certains hommes. Plus récemment, des travaux sérieux sur la composition du sang, ont permis d'établir une distinction entre les deux états du sang qui résultent de son appauvrissement. Tantôt, en effet, cet appauvrissement est à peine apparent; la coloration de la peau persiste; les forces n'ont pas beaucoup diminué; il y a seulement plus ou moins d'essoufflement lors de la marche; il y a souvent aussi du souffle des carotides. Les *globules rouges* ont diminué, ainsi que le *serum*, et le sang est devenu plus plastique. Cet état maladif peut, pendant un certain temps, passer inaperçu pour tout autre que pour le médecin attentif. C'est l'anémie proprement dite.

Tantôt l'aspect général du malade indique clairement son état. Il existe une pâleur presque verdâtre de la peau et une décoloration plus ou moins complète de toutes les membranes muqueuses, ainsi qu'on peut s'en assurer en regardant les lèvres, les gencives et la face interne des paupières. Il y a débilité plus ou moins prononcée; les malades éprouvent des palpitations, de l'oppression; ils ont parfois des syncopes; ils sont frileux; leurs digestions sont pénibles; etc. Quelquefois, chez les femmes surtout, le système nerveux acquiert de la prédominance, et des accidents nerveux de diverse nature ont lieu. C'est la *chlorose,* ou chloro-anémie. Cet état d'appauvrissement du sang est caractérisé par une diminution des *globules rouges* et de la *fibrine;* le sang est devenu plus fluide, moins coloré. Cette sorte d'appauvrissement du sang est aussi caractérisée par des hémorrhagies d'une certaine espèce et par des écoulements blancs.

Certains auteurs pensent que quand l'anémie se développe *lentement*, la *fibrine* ne subit aucune variation dans ses proportions normales; tandis que dans le cas où l'anémie est produite rapidement, par suite d'hémorrhagies ou de saignées intempestives, il est ordinaire de constater une diminution considérable de *fibrine*. Ces mêmes auteurs pensent aussi que, dans ces cas, le *serum* devient plus aqueux et qu'il contient moins de sels solubles que dans l'état normal. Tout ceci est caractéristique de la chlorose et de la chloro-anémie.

Jusqu'à présent le fer, sous toutes ses formes pharmaceutiques, a été le remède le plus employé contre l'anémie et contre la chlorose; mais, dans les cas de chlorose surtout, combien de fois n'a-t-on pas abusé et n'abuse-t-on point encore de ce médicament? J'ai sous les yeux une consultation donnée à une dame pour sa fille chlorotique, par Dupuytren, il y a environ quarante ans. L'illustre chirurgien, qui était, à ce qu'il paraît, très-peu physiologiste, et, par conséquent, très-peu médecin, conseille de donner de la limaille de fer en commençant par *quinze centigrammes* par jour, et en arrivant, au bout de six semaines, à l'énorme dose de CINQ GRAMMES par jour. Dupuytren conseille à cette dame de maintenir la médication ferrugineuse à cette dernière dose pendant longtemps, c'est-à-dire pendant *deux ans,* s'il le faut. Et, prévoyant le cas où le médicament, plus encore que la maladie elle-même, déterminerait des troubles nerveux dans les fonctions digestives, ainsi que cela ne pouvait pas manquer d'arriver, il fait des recommandations en conséquence. Ceci prouve combien, à un moment donné, des hommes, même d'une intelligence et d'une instruction supérieure, peuvent être induits en erreur par une idée quelconque s'ils n'ont pas soin de passer souvent cette idée au creuset de l'examen et de l'analyse.

Il est évident que les doses de fer dont je viens de parler étaient non-seulement beaucoup trop considérables pour modifier l'état chlorotique, mais qu'en outre elles agissaient d'une manière désastreuse sur les organes digestifs. Combien de fois n'est-il pas arrivé aussi que les préparations ferrugineuses ont déterminé des hémorrhagies utérines ou autres? Aujourd'hui encore, on abuse trop souvent du fer; on ne réfléchit point assez à ceci : c'est que le sang, à l'état normal, dans l'état de santé parfaite, ne contient que quelques grammes de fer, et que la chlorose survient souvent à la suite d'une déperdition de fer presque insignifiante. Il y a mieux : des expériences faites par M. le professeur Reveil en 1860, il résulte que l'on trouve plus de fer dans les globules des chlorotiques que dans ceux des personnes non chlorotiques. Donc, il est parfaitement inutile de faire ingérer aux malades des quantités de fer qui ne peuvent que fatiguer beaucoup l'organisme. Et d'ailleurs, d'après ce que j'ai vu des bons effets de l'arsenic dans la chlorose, ainsi que dans l'anémie et dans tous les cas d'appauvrissement du sang, je serais fortement tenté de penser que ce qu'on nomme appauvrissement du sang n'est qu'un état particulier de ce liquide, état consécutif à certaines influences miasmatiques qui agissent en privant, à un degré quelconque, le sang de sa vitalité; et que si le fer et les autres toniques peuvent à la longue opérer une stimulation profitable, l'arsenic exerce, dans ce cas, non pas seulement une stimulation, mais une véritable action *dynamique vitale*.

Je suis fondé à conclure ainsi, en me reportant aux nombreux cas de chloro-anémie dans lesquels, avec l'arsenic seul et *sans le secours du fer,* je suis parvenu à rétablir l'intégralité des fonctions vitales.

Ce qui motive aussi cette conclusion, c'est le passage suivant d'une analyse du sang faite par le célèbre chimiste Vauquelin, analyse insérée dans le tome Ier, page 9, des *Annales de chimie et de physique :*

« D'après les expériences de M. Brande et les miennes, qui en sont une confirmation dont, à la vérité, elles n'avaient pas besoin, dit Vauquelin, le sang doit sa couleur à une matière particulière, de nature animale, produite par les forces vitales et particulièrement par l'influence de la respiration dans un air pur; et l'opinion des médecins et des chimistes qui, jusqu'à ces derniers temps, attribuaient à la présence du fer cette propriété, doit être abandonnée, au moins comme en étant la seule cause, puisque l'on peut obtenir cette substance (les *globules rouges*) isolément exempte de ce métal. »

Le baron Thenard, dans son *Traité de chimie élémentaire,* a confirmé ainsi qu'il suit l'opinion émise par Vauquelin, par Brande et par Berzélius, trois chimistes qui font autorité dans la science : « La plupart des chimistes ont cru pendant longtemps que le sang devait sa couleur à la petite quantité d'oxyde de fer que ce liquide contient; mais aujourd'hui il est bien démontré par les expériences de MM. Brande, Berzélius et Vauquelin, que la matière colorante du sang est d'une tout autre nature. »

L'on verra, au surplus, en lisant le paragraphe relatif à l'emploi de l'arsenic contre la *cachexie palustre,* comment j'ai été amené à étudier l'action de ce médicament à titre de *reconstituant* du sang.

## VIII

### Arsenic contre la scrofule.

Ainsi que je l'ai dit précédemment, la scrofule se développe en général de préférence chez les individus à tempérament lymphatique, parce que ce tempérament ne donne pas, à ceux qui en sont doués, l'énergie vitale nécessaire pour résister à l'influence des agents extérieurs débilitants, comme le ferait le tempérament sanguin. Toutefois, il n'est pas rare de voir des enfants doués de ce dernier tempérament devenir scrofuleux après avoir été soumis à des causes débilitantes quelconques. Ici, la scrofule est évidemment la conséquence de l'altération du sang, de l'anémie.

L'on peut donc établir, en principe, que les enfants ou les adolescents anémiques, ainsi que ceux qui ont un tempérament lymphatique, sont exposés à devenir scrofuleux, et que cette maladie envahit d'autant plus rapidement et plus complétement ces individus qu'ils sont soumis à un plus grand nombre de causes de développement de cette affection. Ces causes résident principalement dans les influence résultant du climat (climat humide et froid, ou humide et chaud), de la nourriture, de l'habitation, de l'air respiré et de l'eau introduite dans l'économie.

Une des causes malheureusement trop fréquentes aussi du développement de la scrofule, c'est l'hérédité morbide. Il est rare que les enfants nés de parents scrofuleux n'apportent pas en naissant le vice scrofuleux. On a dit aussi que des parents syphilisés donnaient naissance à des enfants entachés de scrofule. Bien que cette opinion ait été combattue, rien ne prouve d'une manière péremptoire qu'il n'en puisse être ainsi dans quelques cas donnés.

Quelle que soit, au surplus, la cause de l'affection scrofuleuse, il est notoire que cette maladie a de tout temps été beaucoup mieux combattue par les toniques que par toute autre espèce de médicaments ; on pouvait en conclure que la scrofule était favorisée par une sorte de débilitation du sang. Je suis fondé à penser que cette opinion est la seule vraie, et ce qui m'engagera toujours à employer l'arsenic contre la scrofule toutes les fois qu'il me sera possible de le faire, c'est que les résultats que j'ai obtenus m'ont prouvé que j'avais raison en attribuant à un manque d'harmonie des parties constitutives du sang les diverses manifestations de la scrofule, puisque, dès l'instant où l'action de l'arsenic a pu se faire sentir, ces manifestations ont été amoindries et ont fini par disparaître.

## IX

### Arsenic contre l'appauvrissement du sang résultant de maladies graves, telles que fièvre typhoïde, pneumonie, pleurésie, &c.

Dans la plupart des maladies aiguës graves, telles que la fièvre typhoïde, la fluxion de poitrine, la pleurésie, la petite vérole, le croup, la péritonite, etc., il arrive que, par l'effet de la maladie elle-même, ou quelquefois par suite des moyens curatifs énergiques employés et surtout par suite des saignées générales ou locales, l'organisme subit une dépression, une débilitation qui fort souvent persiste longtemps après que l'état maladif aigu a disparu, et qui produit, soit de très-longues convalescences, soit un état intermédiaire entre la santé et la maladie.

Dans ces cas, qui malheureusement sont plus fréquents qu'on ne se l'imagine, le sang a perdu une partie de sa force vitale, parce que ses principes constitutifs sont altérés dans leurs proportions normales. Dans ces cas aussi, l'arsenic peut rendre d'immenses services lorsqu'il est employé à propos, et j'ai vu, sous son influence bienfaisante, l'organisme se relever, les forces se développer de nouveau, l'appétit renaître peu à peu, et la vigueur remplacer enfin la faiblesse qui jetait le découragement dans l'esprit des malades en agissant d'une manière défavorable sur leur moral.

# X

## Arsenic contre la prédisposition à la phthisie.

Le tempérament lymphatique exagéré, et surtout l'anémie, quelle qu'en soit d'ailleurs l'origine, sont les points de départ les plus ordinaires de la phthisie, qui reconnaît encore pour cause : la mauvaise conformation de la poitrine; les poumons ne pouvant fonctionner à l'aise dans une cage thoracique qui exerce sur eux une compression incessante, et la sanguification ne s'y opérant que d'une manière incomplète.

Au nombre des causes qui prédisposent à la phthisie, il faut compter aussi un vice héréditaire; et si parfois la phthisie, franchissant une génération, atteint le petit-fils d'un phthisique au lieu de s'attaquer à son fils, il n'en est pas moins vrai que dans la plupart des cas, cette cruelle et inexorable maladie descend de génération en génération.

De même que l'anémie, la phthisie est aussi produite par l'agglomération des individus, — mal nourris et imparfaitement vêtus, — dans les logements si resserrés et si insalubres des grandes villes.

Comme l'a fort bien dit le docteur Fourcault dans son remarquable ouvrage sur la phthisie pulmonaire : « Tout individu privé d'*air pur*, de *lu-* » *mière*, d'*exercice;* tout individu soumis à une » atmosphère *humide*, qu'elle soit chaude ou froide, » finit par devenir phthisique. »

Quoi qu'il en soit des causes éloignées de la phthisie pulmonaire, la cause prochaine de cette terrible maladie paraît devoir consister, — si l'on s'en rapporte aux travaux de M. Andral sur la composition du sang des phthisiques, — dans un appauvrissement du sang, dans une sorte de dérogation à ses propriétés vitales par suite du manque d'équilibre de ses principes constitutifs.

On le voit donc, ici encore l'arsenic doit remplir son rôle de reconstituant du sang ; et il atteint d'autant mieux le but qu'on se propose, qu'il est employé le plus près possible du commencement de cet état maladif, qui n'est pas encore la phthisie, mais qui y conduit inévitablement si l'on n'y met obstacle.

L'on croit en général que la phthisie est constituée par la présence de tubercules dans les poumons. Je puis citer ici à ce sujet l'opinion d'un médecin dont le nom fait autorité. Dans la séance de l'Académie de médecine du 8 octobre 1861, M. le professeur Piorry, parlant du traitement de la phthisie, a dit : « que la *tuberculisation pulmo-* » *naire* était loin d'être toujours *la phthisie;* que » bien des gens portaient des tubercules, et que, » malgré cela, ces gens n'offraient aucun des attri- » buts des phthisiques et qu'ils paraissaient être en » santé; que beaucoup de personnes parvenues à » un âge avancé avaient des poumons qui présen- » taient lors de l'autopsie, des cicatrices ou des tu- » bercules devenus crétacés. » M. Piorry a ajouté : « que les tubercules par eux-mêmes ne causaient » pas la fièvre hectique : qu'ils n'occasionnaient pas » les phénomènes de la phthisie, et qu'ils ne déter- » minaient guère la mort que par les modifications » pathologiques dont ils étaient le siége ou qui sur- » venaient dans les tissus voisins. »

Il semble évident que quelques tubercules existant dans les poumons d'un individu bien constitué et bien conformé, pourront rester indéfiniment inoffensifs et qu'ils ne détermineront pas chez cet individu tout l'effrayant cortége des symptômes de la phthisie. Mais, pour peu que l'individu soit débile, pour peu qu'il se trouve placé dans de mauvaises conditions; ces tubercules agiront sur le poumon plus ou moins vite, et ils occasionneront la mort à une époque plus ou moins éloignée.

Si l'on admet qu'il soit possible d'exercer sur le poumon une action telle, qu'il en résulte une sorte de recrudescence de vitalité; quelque chose qui vienne dominer l'action morbifique du tubercule ou les actions morbifiques venues du dehors et s'exerçant sur les poumons; en supposant, dis-je, que l'on puisse envelopper pour ainsi dire les tubercules d'une sorte de tissu à forte vitalité, on aura écarté pour longtemps, peut-être pour toujours, les chances de la mort par phthisie.

La question essentielle est d'augmenter la force vitale du poumon, afin que cet organe puisse maîtriser, paralyser, étouffer le tubercule, corps étranger logé dans le parenchyme pulmonaire.

On concevra donc facilement combien doit être préjudiciable aux phthisiques le traitement qui consiste à chercher dans la saignée le remède aux vomissements de sang; comme si ces malades n'étaient point déjà assez débilités par la perte naturelle du sang. On comprendra également que dans la phthisie les vésicatoires, les cautères et autres exutoires ne peuvent qu'amoindrir les forces vitales, sans bénéfice aucun pour le malade.

L'arsenic, au contraire, augmente la vitalité du poumon en favorisant la sanguification.

On a beaucoup vanté depuis longtemps, comme pouvant s'opposer à la marche de la phthisie, le changement de climat. Plusieurs localités ont été indiquées comme convenant aux phthisiques. En principe, on peut dire que les individus atteints de phthisie au premier degré, ou seulement prédisposés à cette maladie, se trouvent bien de l'habitation sous les latitudes tempérées, telles que sont, par exemple, les climats des localités qui bordent la Méditerranée, bien que cependant il y ait souvent un grand choix à faire sous ce rapport, en ayant égard au tempérament et aux idiosyncrasies des personnes malades. Mais ce que je crois pouvoir affirmer en connaissance de cause, c'est que les climats chauds, *mais humides*, — dont l'île de Madère est le type le mieux accentué, — loin de convenir aux phthisiques, ne font en général qu'activer la marche de la maladie. Il en est de même des climats chauds, *mais trop secs*.

On peut aussi admettre en principe : que les hivers froids et humides sont on ne peut plus défavorables aux personnes placées sous l'imminence tuberculeuse.

On peut dire également : qu'il est regrettable qu'en général les phthisiques ne se décident à venir habiter les régions tempérées, dont la climature leur serait si favorable, que quand la maladie a déjà fait trop de progrès. Il s'ensuit que ce qu'on pense devoir être dans ce cas un remède, devient au contraire une cause d'aggravation de la maladie ; car il est parfaitement reconnu aujourd'hui que les stations du littoral de la Provence, depuis Hyères jusqu'à Menton inclusivement, sont on ne peut plus défavorables aux phthisiques arrivés au second degré, et que le séjour dans ces localités ne fait que hâter la terminaison fatale ; il en est de même, au surplus, du littoral espagnol et du littoral algérien.

J'ai pu maintes fois en acquérir la preuve pendant le séjour de près de huit ans que j'ai fait en Algérie. Dans notre colonie du nord de l'Afrique, en l'absence d'hôpitaux civils, les colons européens, les juifs d'Afrique, les Mores, les Arabes et les Kabyles, encombrent incessamment nos hôpitaux militaires. Aussi, depuis l'enfant du colon européen, de l'Arabe ou du Kabyle, né dans nos hôpitaux militaires, jusqu'au vieillard des mêmes races qui vient y terminer ses jours, les deux sexes, tous les âges, et les diverses nationalités susmentionnées, viennent nous offrir de continuelles occasions d'instructives et curieuses études.

C'est ce qui m'a permis de faire, au sujet de la phthisie pulmonaire, d'intéressantes remarques et de m'assurer que si, d'une part, les climats chauds sont favorables aux individus prédisposés à la phthisie ou aux phthisiques au premier degré, ces mêmes climats ne font que hâter la terminaison fatale dès que le phthisique a atteint le second degré de la maladie.

Certains malades atteints de phthisie au premier degré, ou seulement prédisposés à cette cruelle maladie, s'imaginent apporter une amélioration à leur état en allant habiter les pays de montagnes. Ces personnes ignorent que les *grandes altitudes* produisent l'anémie ; or, l'anémie étant une des causes les plus ordinaires du développement de la phthisie, on comprendra qu'il est dangereux d'habiter des pays de montagnes dont l'*altitude*, quelque faible qu'elle soit, est toujours défavorable au jeu normal des poumons. De récentes observations ont fait connaître que l'anémie était fort commune chez les individus qui séjournent à 2 000 mètres au-dessus du niveau de la mer; et M. Jourdannet vient de démontrer que les habitants des hauts plateaux du Mexique sont tous anémiques, parce que l'air raréfié qu'ils respirent ne délivre à leurs poumons qu'une quantité d'oxygène insuffisante pour l'oxygénation générale. La fatigue qu'éprouvent les poumons des habitants de ces régions suffirait peut-être à expliquer l'anémie. En effet, M. Clissold, qui, en 1822, fit une ascension au sommet du mont Blanc, explique tous les phénomènes que l'on éprouve à cette *altitude : par la plus grande raréfaction de l'air,* celui-ci contenant moins d'oxygène sous un même volume, que l'air existant au niveau de la mer; d'où la nécessité de rendre la respiration plus profonde, sinon plus accélérée; d'où aussi, fatigue extrême.

On conçoit donc que l'habitation sur les montagnes, loin d'être favorable aux personnes malades de la poitrine qui y vont sous prétexte de respirer un air plus pur, ne peut que les fatiguer et les débiliter encore davantage, parce que ces personnes arrivent dans les localités élevées, déjà débilitées par une phthisie commençante et par un mauvais fonctionnement des poumons, et que, n'ayant par conséquent plus la force musculaire qui leur serait nécessaire pour respirer amplement et longuement, ces malades ne peuvent absorber assez d'oxygène pour donner à leur sang toute la vitalité nécessaire.

On comprend que l'anémie doit être forcément la conséquence de cette habitation dans les lieux élevés, et qu'elle arrivera d'autant plus vite que l'*altitude* sera plus grande.

C'est en partant de ces données que l'on peut dire aussi, qu'il faut prendre garde de se livrer d'une manière intempestive à ce que, depuis quelques années, l'on est convenu d'appeler la gymnastique des poumons : autant cette gymnastique peut être utile dans certains cas, autant elle peut devenir nuisible dans d'autres circonstances.

Une coutume contre laquelle doivent aussi s'élever tous les médecins consciencieux, au risque de déplaire à leurs malades, c'est celle qui consiste à quitter, à une époque plus ou moins avancée du printemps, la station où l'on a passé l'hiver, pour retourner vers le nord de l'Europe. En vain objectera-t-on qu'on n'y retourne qu'à l'époque de l'année où la température présente beaucoup de similitude avec celle de la localité où l'on a passé l'hiver. Ceux qui en agissent ainsi ne se rendent pas bien compte d'une chose : c'est que le malade qui se soumet à la transmigration du nord vers le midi de l'Europe, c'est-à-dire qui passe des régions situées entre le 50$^e$ et le 60$^e$ degré de latitude, aux régions situées vers le 43$^e$, subit, lorsqu'il arrive sous ces dernières latitudes, une véritable acclimatation. Or, comme toute acclimatation produit dans l'organisme un ébranlement plus ou moins fort, quel que soit l'âge de l'individu, et comme l'état maladif fait ressentir plus vivement encore cette secousse, il s'ensuit que les personnes qui passent en automne sous des latitudes plus chaudes et qui retournent au printemps sous des latitudes plus froides, subissent chaque six mois une secousse d'acclimatation, ce qui ne peut, dans tous les cas donnés, que nuire considérablement au rétablissement de la santé.

Quand donc on est assez favorisé par la fortune pour pouvoir quitter ses pénates et pour pouvoir choisir un climat convenable au rétablissement d'une santé déjà altérée et défavorablement impressionnée par le climat natal, il faut savoir compléter la cure climatérique en restant dans la région favorable à la guérison jusqu'à ce qu'on ait recueilli le fruit de son déplacement, dût-on y passer plusieurs années de suite. Ce n'est qu'à cette condition que l'on peut espérer obtenir une guérison durable.

## XI

### Arsenic contre la cachexie suite de fièvres intermittentes.

Pour les personnes étrangères à la médecine, je dirai que le mot *cachexie* exprime un *dépérissement général du corps, qui se manifeste dans les maladies chroniques et qui résulte d'un vice de nutrition de l'organisme; vice de nutrition dépendant de l'appauvrissement du sang*. S'il est un état morbide dans lequel la médication arsenicale soit suivie d'heureux résultats, c'est, sans contredit, dans celui qui survient chez les individus qui ont été atteints d'accès plus ou moins nombreux de fièvre intermittente ou rémittente. En traçant l'historique de la médication arsenicale, j'ai fait suffisamment ressortir qu'à toutes les époques, — à partir du premier siècle de l'ère chrétienne jusqu'à nos jours, — à l'exception de Dioscorides qui, dans ses écrits, parle de l'emploi de l'arsenic dans les cas où il y a du pus dans la poitrine, tous les autres médecins qui se sont servis de l'arsenic ne l'ont employé que contre les fièvres intermittentes, et que dans ces derniers temps seulement, quelques médecins s'en sont servis contre certaines maladies de la peau. Toutefois, le docteur Berton a parlé de l'arsenic comme pouvant remédier aux bronchites capillaires suppurées, et le professeur Trousseau a conseillé ce médicament dans les cas de suppurations pulmonaires en rappelant l'opinion de Dioscorides à ce sujet. Mais les médecins de toutes les époques, même ceux de la nôtre, qui ont combattu les fièvres intermittentes ou rémittentes par l'arsenic, n'ont employé ce médicament qu'à titre d'antipériodique analogue au quinquina et possédant une sorte de vertu spécifique contre les fièvres de marais. Plusieurs des médecins modernes ont bien dit, à la vérité, que les malades qui, pour des fièvres ou pour des affections de la peau, avaient fait usage d'arsenic, avaient recouvré une apparence de bonne santé, des couleurs, de l'énergie, et que leur convalescence avait été plus courte qu'en employant d'autres médicaments; mais ces assertions n'ont été émises que dans le but de démontrer aux personnes qui redoutaient l'emploi de l'arsenic, que cette substance pouvait être employée médicalement sans aucun inconvénient et sans que l'on eût à craindre qu'il agît à titre de poison.

Et, cependant, ainsi que je l'ai fait ressortir d'une manière détaillée, dans mon *Mémoire sur l'emploi et l'action de l'arsenic*, présenté à l'Académie de médecine de Paris, tous les médecins qui depuis une vingtaine d'années ont employé l'arsenic, l'ont administré d'une manière telle que, tout en guérissant, soit les fièvres d'accès, soit les maladies de la peau, cette substance énergique déterminait, en traversant l'organisme, des commotions qui, à des degrés divers, n'étaient autre chose que les premiers symptômes de l'intoxication. Aussi certains médecins, après avoir employé l'arsenic contre les fièvres intermittentes, ont prétendu que ce médicament exerçait sur le pouls une action dépressive, et ils proposent de l'employer dans les cas d'hypertrophie du cœur avec battements énergiques, afin de diminuer la sensibilité de cet organe. Ces idées erronées viennent de ce que, dans le cas où l'on a observé une dépression du pouls, l'arsenic avait été employé à des doses qui avaient atteint la limite la plus inférieure de l'intoxication, et quand les doses sont telles, l'arsenic détermine un amoindrissement de l'action vitale. J'ai déjà attiré l'attention sur ce mode d'action de l'arsenic à la fin du paragraphe relatif à l'anémie.

C'est l'observation de ces faits qui m'a démontré que si, *en principe,* l'arsenic était un précieux médicament, l'on devait, dans *l'application,* chercher à éviter d'arriver jusqu'à un degré quelconque d'intoxication, même le plus minime, et que la difficulté de son emploi consistait dans ce problème à résoudre : *Se servir de l'arsenic de manière à obtenir ses excellents effets thérapeutiques, sans cependant approcher assez de la limite à laquelle commence l'intoxication, pour que ces effets se trouvent annihilés et pour que l'on soit obligé de suspendre et même de cesser complétement la cure arsenicale.*

C'est en observant à l'hôpital du Roule, à Paris, en 1851 et 1852, les effets de l'arsenic sur les malades atteints de fièvres intermittentes, que me vint la première idée que l'action de ce médicament n'était peut-être pas seulement antipériodique. Lorsque plus tard, en Algérie, j'eus le loisir de mieux étudier cette action, je pus me convaincre que l'arsenic exerçait sur la composition intime du sang une influence toute spéciale, et c'est de 1855 que datent les nouvelles applications que je fis de l'arsenic, ainsi que les résultats heureux qui en furent la conséquence. Il me fut bientôt prouvé : 1° que les fièvres d'accès, provenant des miasmes des marais, étaient de véritables empoisonnements qui, agissant lentement, mais d'une manière continue, finissaient par produire un amoindrissement vital ; 2° que cet état maladif, que l'on est convenu d'appeler la *cachexie palustre*, était caractérisé principalement par un appauvrissement du sang, c'est-à-dire par un changement de proportions des principes constitutifs du sang (*globules rouges, fibrine, serum*) ; 3° que l'arsenic remédiait à cet état maladif du sang en ramenant les proportions de ses principes constitutifs à leur état normal et en rendant au sang toute sa puissance vitale ; 4° que le résultat de cette action de l'arsenic sur le sang était le retour à une santé complète.

J'ai pu me convaincre aussi : que dans les cas de cachexie palustre résultant de fièvres intermittentes l'on obtenait de bien meilleurs résultats en employant l'arsenic, qui a sur la composition du sang une action si spéciale, qu'en employant le quinquina, qui n'agit, dans ces cas, que comme simple tonique.

En partant de ces données et en étendant la médication arsenicale à tous les cas où la perte momentanée de la santé est occasionnée par une modification dans la constitution du sang, j'ai été naturellement conduit au but que j'ai atteint aujourd'hui :

## XII

### Arsenic contre certaines affections chroniques de l'estomac.

Les affections chroniques de l'estomac sont de diverse nature, et il y en a qui, bien évidemment, sont occasionnées par un appauvrissement du sang et qui n'en sont que la conséquence. C'est dans ces sortes de maladies chroniques des organes digestifs, que l'arsenic peut rendre de grands services, et j'ai été à même d'acquérir la conviction que, dans certains cas donnés, l'arsenic peut faire complétement disparaître des états maladifs persistant depuis des années.

Quelques médecins ont employé l'arsenic contre certaines affections nerveuses et, en particulier, contre la gastralgie ou névrose de l'estomac. Je ne possède point assez de données relativement à l'action de l'arsenic contre les maladies nerveuses pour pouvoir me prononcer à cet égard; mais je pense que, si quelquefois l'arsenic a réussi dans les gastralgies, c'est dans les cas où ces affections étaient la conséquence de l'appauvrissement du sang. On sait, en effet, que lorsque chez un individu la force vitale est amoindrie, soit par une *diminution de la quantité* du sang (par suite d'hémorrhagies ou de saignées trop copieuses), soit par *un appauvrissement* du sang, le système nerveux prédomine quelquefois d'une manière fâcheuse et qu'il en résulte des maladies nerveuses de diverses sortes. Dans ces cas, l'arsenic ne remédierait aux maladies nerveuses qu'en redonnant au sang la force vitale normale et en rétablissant, par conséquent, l'équilibre entre le système sanguin et le système nerveux.

Je puis, au surplus, m'appuyer sur la manière de voir d'un de mes honorables et savants confrères d'outre-Manche, le docteur Begbie, qui pense que l'efficacité de l'arsenic dans certaines maladies dont l'origine semble ne présenter que des relations fort éloignées, tient : 1° à ce que ces maladies sont toutes causées par une modification du sang ; et 2° à ce que l'arsenic exerce sur le sang une action altérante d'une grande puissance.

## XIII

### Arsenic contre la prédisposition à certaines apoplexies.

En général, on est persuadé qu'une apoplexie est toujours causée par une rapide congestion du sang vers le cerveau ; aussi lorsque l'on voit des individus d'un certain âge avoir la face habituellement très-rouge, on dit qu'ils ont un tempérament apoplectique. Ceci peut être vrai dans certaines limites ; mais à côté des gens qui réunissent ces conditions d'excessive vitalité et qui, par cela même, semblent prédisposés aux congestions cérébrales, il y en a d'autres qui, bien que maigres et peu colorés, succombent cependant à des apoplexies foudroyantes. Il n'est pas, je crois, très-difficile de faire comprendre comment des individus de tempéraments si différents peuvent, cependant, être atteints de la même maladie.

Si l'on veut se donner la peine de lire ce qui suit, on verra qu'une personne âgée, arrivée à un certain degré d'anémie, peut mourir d'apoplexie (et cela arrive plus souvent qu'on ne pense) tout aussi bien qu'un individu à tempérament sanguin exagéré.

Ainsi que je l'ai dit en parlant de la *chlorose,* on a cru pendant longtemps que le seul caractère de l'appauvrissement du sang était une plus grande fluidité, ainsi qu'une décoloration plus ou moins prononcée de ce liquide vital ; et lorsqu'on voyait, après une hémorrhagie ou après une saignée, le sang se coaguler promptement, on en concluait qu'il n'y avait pas anémie.

Depuis que de sérieux travaux relatifs à la composition du sang, tant dans l'état de santé que dans l'état de maladie, ont eu lieu, on sait que si, dans certains cas, l'anémie est caractérisée par une extrême fluidité du sang, — état particulier qui est aujourd'hui désigné par le nom de *chlorose* ou de *chloro-anémie,* — dans d'autres cas, et surtout dans certaines cachexies, le sang présente une grande tendance à la coagulation, parce que la proportion des *globules rouges* et celle du *serum* sont diminuées et parce que la proportion de *fibrine* reste la même. Et c'est cette prédominance de *fibrine* qui produit la plus grande plasticité du sang des anémiques proprement dits.

L'on a reconnu dans ces dernières années que certaines morts subites, ou presque subites, mais qui, au surplus, n'étaient en aucune façon des apoplexies, étaient précisément dues à la grande plasticité du sang, conséquence de son appauvrissement. On a trouvé, dans quelques parties du système artériel, des sortes de bouchons formés par la *fibrine* coagulée. Il en était résulté un obstacle matériel, absolu et instantané, à la continuation de la circulation, et, par conséquent, une mort immédiate par asphyxie, parce que l'obstacle se trouvait dans les poumons ou dans les environs du cœur; c'est ce que l'on nomme aujourd'hui mort par *embolie,* du mot grec *embolos,* piston.

On concevrait cependant que dans les gros vaisseaux (artères ou veines) qui, en général, ont une certaine longueur, un sang, même *trop plastique* (et c'est l'excès de fibrine qui le rend trop plastique), puisse néanmoins circuler sans trop de difficulté; mais, par contre, l'on comprend aussi que, dans les petits vaisseaux, formant un lacis et s'entrecroisant sous une multitude d'angles divers, ainsi que cela existe, par exemple, dans le cerveau, la circulation d'un sang trop plastique ne s'exécute que très-difficilement; de là, chez les personnes âgées, anémiques à un certain degré, des symptômes qui témoignent de cette espèce d'embarras de la circulation cérébrale, embarras qui se traduit soit par la perte de la mémoire, soit par un peu de difficulté dans les opérations de l'intelligence, dans la marche, etc., etc. De là aussi, à un moment donné, un arrêt possible dans la circulation cérébrale et une apoplexie par véritable *embolie*.

Et ce ne sont pas toujours les individus qui sont en apparence les plus faibles qui le sont aussi en réalité. Certaines personnes réputées sanguines ne le sont pas et n'en ont que l'apparence, parce que, chez ces personnes, le réseau des vaisseaux capillaires sanguins périphériques est largement développé et que cette disposition anatomique est de nature à induire en erreur. Chez d'autres personnes, on est induit en erreur par un certain embonpoint; mais chez les individus plus ou moins obèses, ce n'est pas le sang qui prédomine, c'est la graisse; en général, les personnes qui ont de l'embonpoint ne sont pas sanguines et elles peuvent être tout aussi anémiques que des personnes maigres; cela existe plus souvent qu'on ne pense.

Dans la vieillesse (époque qui varie chez l'être humain en raison de la constitution, du tempérament, du genre de vie, des maladies antérieures et par une foule d'autres causes), la sanguification se fait beaucoup moins bien que dans l'âge mûr, dans la plénitude de la vie. C'est là une de ces choses auxquelles on ne pense pas assez, et l'on croit communément que si une personne âgée est atteinte d'apoplexie, c'est parce qu'elle est trop sanguine ; l'on s'empresse alors de la saigner largement et souvent à plusieurs reprises, c'est-à-dire de lui ôter des forces vitales indispensables, perte irréparable quand l'être humain a atteint la vieillesse. Ne paraît-il pas plus rationnel de penser que, chez certains vieillards atteints d'apoplexie, un sang appauvri, c'est-à-dire qui a perdu ses *globules rouges,* et dans lequel l'*élément fibrineux* domine, a occasionné, dans l'appareil vasculaire cérébral, un ou plusieurs points *emboliques* qui s'opposent instantanément à la circulation et qui déterminent sur le cerveau une pression qui occasionne des accidents apoplectiques ou parfois une apoplexie foudroyante.

Si donc, dans les cas de ce genre, on croit devoir saigner le malade, pour agir d'une manière mécanique en faisant le vide dans une partie de l'arbre circulatoire et en activant ainsi, momentanément, la circulation, il ne faut faire qu'une saignée très-modérée et il faut, dès que l'état du malade le permet, recourir à des moyens qui non-seulement économisent sa force vitale, mais qui viennent pour ainsi dire la compléter.

On peut donc déduire de ce qui précède : que s'il y a des apoplexies résultant de congestions sanguines de la substance cérébrale (le sang, dans ces cas, étant parfaitement équilibré quant aux proportions relatives de ses éléments), il y a aussi d'autres apoplexies qui sont dues à de véritables *embolies* simples ou multiples survenues dans le système vasculaire du cerveau (le sang, dans ces cas, étant modifié quant aux proportions relatives de ses éléments, et la *fibrine* prédominant), et qu'enfin une troisième sorte d'apoplexie est celle qui résulte, chez les personnes âgées, d'un appauvrissement du sang en *globules rouges* et en *fibrine*, et, par conséquent, d'une augmentation relative de *serum*.

Si l'on tient compte du peu de vitalité qu'ont, en général, les personnes âgées, surtout celles qui, dans le cours d'une longue existence, ont été débilitées par des causes quelconques, on comprendra facilement que ces personnes doivent plutôt être atteintes d'apoplexie *fibrineuse* ou *séreuse*, résultant de l'appauvrissement du sang; tandis que l'apoplexie *sanguine* proprement dite, c'est-à-dire celle qui résulte de la congestion d'un sang trop riche vers le cerveau, doit n'atteindre, en général, que les individus dans la force de l'âge.

C'est lorsqu'une personne âgée présente des symptômes précurseurs d'apoplexie, qu'il importe de remédier à cette prédisposition, en opérant une modification du sang à l'aide de l'arsenic.

# XIV

## Arsenic contre la débilité provenant de l'appauvrissement du sang chez les personnes âgées.

Après ce que je viens de dire des dispositions de certaines personnes âgées pour l'apoplexie dépendant d'un appauvrissement du sang, il me reste peu à ajouter. Cependant, je crois devoir attirer l'attention sur une chose qui influe plus qu'on ne le pense sur la mortalité générale des vieillards. Chez l'enfant, au fur et à mesure qu'il se développe, la puissance vitale augmente de jour en jour, parce que, si je puis m'exprimer ainsi, son sang devient de plus en plus vivant, surtout si l'enfant est placé dans de bonnes conditions.

Chez le vieillard, au contraire, chez celui surtout qui, pendant le cours d'une longue existence, a subi le choc des maladies, des passions et de toutes les influences physiques et morales qui usent la machine humaine, le sang a vieilli aussi; et en devenant de jour en jour moins chaud, moins rapide et moins oxygéné, il a perdu peu à peu cette propriété stimulante si nécessaire au complet fonctionnement de l'organisme. L'on peut ajouter à cela que, chez les personnes âgées (en général chez les individus qui ont dépassé la soixantaine), le cerveau subit une altération physiologique déterminée par les progrès de l'âge. Cette modification consiste surtout : 1° dans une sorte de retrait de la masse encéphalique ; 2° dans une augmentation relative de la densité normale de cet organe.

Il survient, en outre, chez le vieillard, une diminution de la puissance contractile dans tout l'arbre artériel. Cette diminution de contractilité est cause du ralentissement de la circulation, et, par suite, du défaut d'oxygénation du sang.

C'est sous l'influence de ces modifications physiologiques que l'on voit diminuer l'activité intellectuelle, et les sens de l'ouïe et de la vue perdre également de leur délicatesse.

Il importe donc aux personnes âgées d'entretenir autant que possible, dans de justes limites, l'activité cérébrale, et cette sorte d'activité ne peut être entretenue qu'autant que le sang conserve sa vitalité. L'usage convenable des préparations arsenicales, en complétant et en équilibrant les éléments constitutifs du sang, tend à lui conserver ses propriétés stimulantes normales et à les lui rendre quand il en a perdu une partie.

Un autre motif qui doit porter les personnes âgées à entretenir la circulation du sang dans un état convenable, c'est la crainte des ossifications qui surviennent plus souvent qu'on ne le croit, soit aux orifices du cœur, soit dans l'aorte ascendante, et qui ne sont que la conséquence de dépôts calcaires formés sur les parois de ces vaisseaux. Il est évident que quand le sang parcourt lentement le système artériel, il y a bien plus de chances pour qu'il laisse déposer les sels calcaires qu'il tient en dissolution que lorsqu'il traverse rapidement ces canaux.



FIN.

Paris. — Typographie de J. Best, rue St-Maur-St-Germain, 15.

www.ingramcontent.com/pod-product-compliance
Ingram Content Group UK Ltd.
Pitfield, Milton Keynes, MK11 3LW, UK
UKHW021628260726
13994UKWH00003B/1131